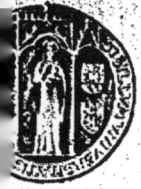

Quelques Considérations

sur les

Greffes de Thiersch

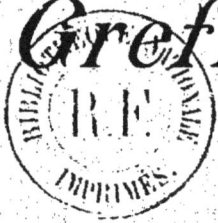

MONTPELLIER

GUSTAVE FIRMIN ET MONTANE

QUELQUES CONSIDÉRATIONS

SUR

LES GREFFES DE THIERSCH

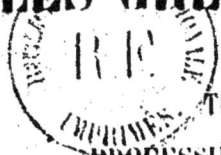

TECHNIQUE OPÉRATOIRE
PROCESSUS HISTOLOGIQUE, INDICATIONS

PAR

F. BESSIERE

DOCTEUR EN MÉDECINE

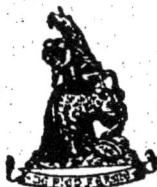

MONTPELLIER
IMPRIMERIE Gustave FIRMIN et MONTANE
(Rue Ferdinand-Fabre et Quai du Verdanson)

1899

A MON PÈRE

A MA MÈRE

A MON FRÈRE

A MON ONCLE

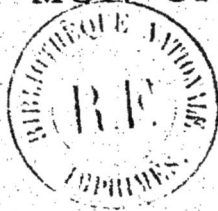

F. BESSIÈRE.

A MON PRÉSIDENT DE THÈSE

M. LE PROFESSEUR FORGUE

CORRESPONDANT DE L'ACADÉMIE DE MÉDECINE

A MES AMIS

F. BESSIÈRE.

AVANT-PROPOS

Pouvoir dire ici à nos excellents parents les sentiments de vive reconnaissance que nous éprouvons à leur endroit est pour nous une véritable fête du cœur. Nous n'osons point espérer pouvoir les dédommager jamais de tout le bien qu'ils nous ont fait ; aussi, désirons-nous vivement voir bientôt se multiplier pour eux les preuves du profond attachement et de l'inaltérable affection que nous leur avons voués. Nous leur dédions ce modeste travail.

Nous sommes particulièrement heureux aussi d'avoir l'occasion de remercier publiquement tous les Maîtres qui ont contribué à notre instruction depuis nos jeunes années, durant tout le cours de nos études.

Nous sommes fier de pouvoir inscrire à la première page le nom de M. le professeur Forgue. A cet excellent Maître, à qui nous devons le sujet de notre thèse, nous dirons tout d'abord : merci. Nous avons passé de longs mois dans son service ; et, depuis le jour où nous avons eu le bonheur de le connaître, notre admiration pour le Maître au fécond et lumineux enseignement, ainsi que notre respectueuse affection n'ont fait que s'accroître. M. le professeur Forgue a mis un comble à sa bienveillance à notre égard en acceptant la présidence de notre thèse ; nous sommes confus de l'honneur qu'il nous fait, et nous le prions de vouloir bien agréer aujourd'hui l'expression de notre plus vive gratitude et de croire à tout notre dévouement.

Les magistrales leçons que nous avons eu la bonne fortune de suivre dans les services respectifs de M. le professeur Tédenal et de M. le professeur Grasset ont laissé en nous une impression très forte : elles seront toujours vivaces dans notre mémoire. Que ces Maîtres éminents veuillent agréer l'hommage de notre très respectueuse admiration.

M. le professeur-agrégé Raymond a bien voulu nous témoigner une sympathie dont nous avons été très touché. Nous ne saurions trop le remercier de l'affectueux intérêt qu'il nous a porté, et de ses réconfortants encouragements ; il nous permettra de lui dire que son souvenir sera toujours présent à notre cœur. Nous n'oublierons pas ses attachantes leçons sur les problèmes les plus passionnants de la pathologie générale : leçons qu'il sut toujours nous présenter sous la forme la plus intéressante, et d'après les conceptions les plus modernes, les plus neuves, les plus scientifiques.

L'accueil qui nous a été fait par M. le professeur-agrégé Vires a toujours été empreint de la plus grande cordialité : nous lui adressons l'hommage de notre reconnaissance.

Nous avons longtemps suivi avec le plus grand intérêt les consultations gratuites de M. le professeur-agrégé Rauzier, et les contre-visites de M. le docteur Guérin-Valmale, chef de clinique à la Maternité. Nous savons de combien nous leur sommes redevable ; leurs excellentes leçons et leurs conseils, si précieux pour nous, leur donnent droit à nos meilleurs remerciements, que nous leur adressons, d'ailleurs, avec empressement et sans réserve.

Notre ami le docteur Jeanbrau, chef de clinique chirurgicale, a une grande place dans notre souvenir ; nous eûmes l'avantage de le compter parmi nos excellents camarades d'études ; il est resté tel que nous l'avions connu, le travailleur infatigable doublé de l'ami le plus obligeant et le plus dévoué. Nous nous félicitons d'avoir avec lui les meilleures relations, et nous l'assurons de notre sympathie la plus vive.

Notre souvenir se reporte, enfin, sur tous ces amis avec lesquels nous avons vécu à peu près toutes les heures d'étude ou de loisir de notre vie d'étudiant. Je les remercie des marques de franche amitié qu'ils m'ont souvent prodiguées ; je ne les oublierai pas.

Nous prions, en terminant, M. le docteur Gayraud, notre vieil ami de Saint-Pons et notre collègue d'études à la Faculté de Montpellier, ainsi que notre excellent camarade, M. Gustave Bertrand, avocat à la Cour, de vouloir bien croire particulièrement à notre plus sincère amitié.

Notre camarade, M. Soderlindh, étudiant en médecine, ainsi que M. Prudent, maître répétiteur au lycée, ont mis à notre disposition, avec la meilleure bonne grâce, leur connaissance parfaite de la langue allemande pour les traductions dont nous avions besoin pour notre travail ; qu'ils nous permettent ici de les remercier.

INTRODUCTION

La question des greffes de Thiersch est, assurément, une de celles qui ont suscité le plus de travaux. Donc, le sujet manque de nouveauté. Il nous a paru, cependant, qu'il y avait là matière sinon à un travail de valeur originale, du moins à une étude portant sur quelques points spéciaux de la question. D'abord, sur la technique, dont la précision rigoureuse est une condition de succès, technique que nous décrirons d'après la pratique de nos Maîtres de Montpellier et surtout d'après celle que nous avons vue mise en pratique par M. le professeur Forgue. De plus, quelques notions nouvelles méritent d'être mises en relief : d'une part, l'étude du processus histologique des greffes, intéressant au point de vue de l'histologie pure, du mode de réparation du tissu épidermique et des conditions thérapeutiques qui peuvent lui être rattachés ; d'autre part, l'utilisation de ces greffes pour la réparation des plaies fraîches, traumatiques ou opératoires, et pour des indications nouvelles, telles que la réfection de l'urèthre dans l'hyspospadias.

Notre travail comprend donc trois chapitres :

1° Technique opératoire ;
2° Processus histologique, etc. ;
3° Indications de la greffe de Thiersch.

Tous les temps de l'opération ont été photographiés par nous dans le service de M. le professeur Forgue ; ils pourront donc être suivis au fur et à mesure de la description.

QUELQUES CONSIDÉRATIONS

SUR

LES GREFFES DE THIERSCH

TECHNIQUE OPÉRATOIRE

PROCESSUS HISTOLOGIQUE, INDICATIONS

CHAPITRE PREMIER

TECHNIQUE OPÉRATOIRE

Nous rapportons ici, minutieusement décrite, la technique opératoire des greffes de Thiersch, d'après les termes mêmes de M. le professeur Forgue, pour conserver à cette description la précision la plus rigoureuse, condition de réussite essentielle de cette intervention.

I. *Manuel Instrumental.* — Il faut préparer : un rasoir d'histologiste, à large lame, à manche métallique si possible ; une spatule large et coudée, qui peut être remplacée par une valve coudée d'hystérectomie, deux pinces fines, à griffes ; des ciseaux fins, une sonde cannelée, une curette pour l'avivement des surfaces, des gâteaux d'ouate ou des compresses de gaze, en plusieurs épaisseurs, qu'on exprime, après les avoir imbibées de solution chlorurée sodique, bouillie à 7 0/00, dans une petite cuvette flambée, une certaine quantité de cette solution, un morceau de silk protective, qu'on a désinfecté par bouillissage et qu'on découpe en lanières d'un travers de doigt de largeur.

II. *Anesthésie*. — A la rigueur, une greffe de faible étendue pourrait se pratiquer sous la cocaïne, grâce à deux injections transversales réalisant l'insensibilité de la région au-dessous d'elles. Mais, d'une façon générale, l'anesthésie chloroformique est nécessaire, soit pour la mise en état de la surface à greffer, soit pour la taille des greffes.

III. — *Préparation et mise en état de la plaie*. — Une condition essentielle à la réussite des greffes est l'asepsie aussi parfaite que possible de sa surface. Quand on veut couvrir une perte de substance saignante, telle qu'elle résulte de l'ablation opératoire d'une surface cutanée, cet état aseptique est parfait; aussi avons-nous obtenu un succès constant dans les transplantations de larges lambeaux dermo-épidermiques sur de pareilles surfaces cruentes. Lorsqu'une plaie, au contraire, a été livrée à la cicatrisation par granulation, l'asepsie n'est jamais aussi absolue; s'il persiste des points sphacélés, suppurants, il faut attendre; les bourgeons charnus exubérants seront réprimés par le nitrate d'argent ou la teinture d'iode; sous l'influence des bains antiseptiques chauds permanents, de la pulvérisation continue, de l'enveloppement dans le pansement humide chaud, on voit la membrane granuleuse se tasser et se vivifier.

Comme pansement, il faut, dans cette préparation des surfaces, renoncer aux substances kératolytiques : à l'acide salicylique, dont on sait l'action caustique sur le jeune épiderme; on aura recours aux solutions sublimées faibles, à l'iodoforme, au thiol, à l'icthyol.

Une surface granuleuse rouge, finement grenue, à bourgeons réguliers, tassée, sans exubérance, non hémorragique, est un bon sol pour la transplantation : ces bourgeons, en effet, sont recouverts d'une mince couche d'éléments embryonnaires indifférents, prêts à recevoir l'impulsion que leur donnent les cellules de Malpighi pour les épidermiser. Il est d'un bon pronostic que la cicatrice marginale s'avance vigoureusement, sous l'aspect d'un liseré d'un blanc bleuté.

Pour mettre la surface granuleuse en état, attaquez à coups de curette ces granulations, ou abrasez leur couche avec un bistouri très affilé, tangentiellement conduit : si les bords sont indurés, excisez-les; si vous ne rencontrez sous la curette qu'une membrane granuleuse friable, sans résistance, ne craignez point de l'emporter totalement. Il nous est arrivé d'abraser ainsi la surface profondément, jusqu'à l'aponévrose, d'enveloppe sous-jacente : et comme cette surface aponévrotique serait un terrain médiocre, insuffisamment vivace pour communiquer la vie aux lambeaux épidermiques, nous avons sacrifié par des hachures tout ce plan fibreux, de façon à l'aviver par autant de sillons cruents. La surface ainsi traitée donne lieu à une hémorragie de quelque importance : comprimez-la avec des gâteaux d'ouate ou de gaze stérile imbibés de la solution chlorurée sodique, pendant que vous allez préparer la taille des greffes.

IV. *Taille des greffes.* — Elles sont prises généralement sur la face antérieure et externe de la cuisse : c'est la région qui se prête le plus commodément à la taille de

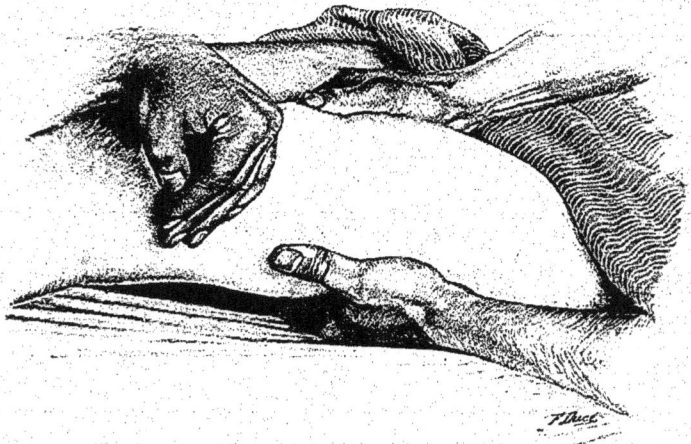

F. Auré

Planche 1

larges lambeaux. La région a été savonnée, brossée à l'alcool, lotionnée au sublimé, essuyée fortement avec une compresse stérile.

Pour tailler des lambeaux larges, réguliers, de constante épaisseur, il importe que la peau soit bien tendue : tout le secret est là. Un aide placé à la racine du membre empaume sa face postérieure avec ses deux mains aux doigts joints : la peau se tend en avant. Accentuez cette tension, égalisez-la, en appuyant sur le bas, vers la rotule, avec le bord cubital de la main gauche (pl. 1). De la main droite, appliquez à plat le rasoir sur la peau de la cuisse,

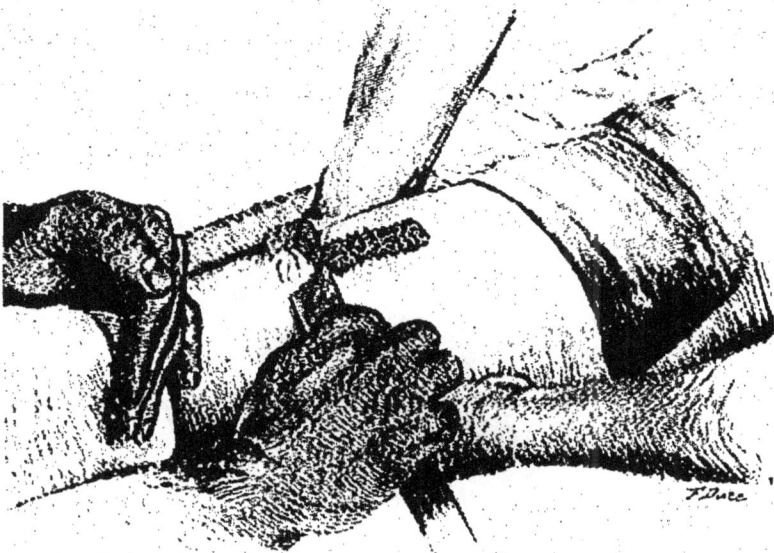

Planche 2

en déprimant cette peau au-devant de son tranchant, entamez-la franchement dans la moitié de son épaisseur environ, et, suivant des yeux la marche de son tranchant, maintenant la position constante de la lame, continuez votre entaille en descendant, dans la couche superficielle,

par un rapide mouvement de va et vient (en archet).
Quand on en a l'habitude, la vitesse devient une condition
même de la régularité et de l'uniformité des lambeaux
ainsi obtenus. Si la greffe est bien taillée ; un ruban de
constante largeur — un travers de pouce environ —,
finement dentelé, non opaque, blanc rosé, se ramasse par
dlis réguliers sur la lame ; au fur et à mesure, la main

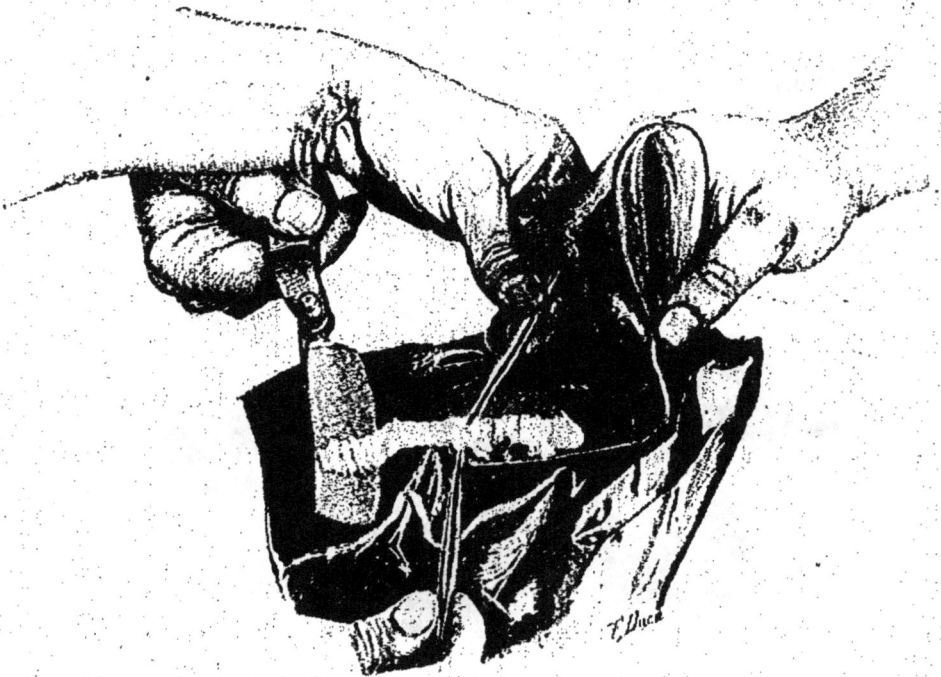

Planche 3

gauche, qui tend la peau, se recule, pour maintenir une
tension égale, devant la marche du rasoir (*pl. 2*) ; on arrête
le lambeau à la longueur convenable, en relevant d'un
coup net le tranchant appuyé sur le pouce ; avec l'habitude, on arrive à tailler, d'une belle régularité, de 15 à

25 centimètres. — Sur la surface ainsi rasée se produit un pointillé sanguin (*pl. 2*), correspondant à la section des papilles, et indiquant que la taille s'est faite à bonne profondeur ; les lambeaux de Thiersch sont formés, en effet, de la couche épidermique, et de la couche superficielle papillaire du derme.

V. *Transplantation des greffes.* — Dans le service de Thiersch, nous avons vu les aides se partager en deux équipes : l'une, préposée à la taille des lambeaux ; l'autre, chargée de leur mise en place, c'est le moyen d'accélérer la besogne. Les lanières sont portées par glissement sur une large spatule coudée (*pl. 3*) ; profitez-en pour rectifier les plis et doublures qui ont pu se produire ; aidez-vous, pour cet étalement régulier, de pinces à mors fins, et versez quelques gouttes de sérum artificiel stérile sur la spatule, ce qui favorise le déploiement du lambeau et son chargement par plis régulièrement ramassés sur la spatule. Grâce à ces soins, le développement des lanières sur la surface à greffer va se faire rapidement, sans recroquevillement du lambeau, sans aucune perte de sa surface pleinement étalée.

La spatule chargée est approchée du bord de la plaie par son extrémité, et tenue rigoureusement parallèle à sa surface : le placement des lanières va se faire suivant le grand axe de la surface à couvrir. Fixez avec une sonde cannelée le bout du lambeau sur la marge même de la plaie, et, d'un mouvement régulier, éloignez la spatule en sens inverse : la lanière se déploie et s'applique (*pl. 4*). Avec le rasoir, la manœuvre est la même : le passage se fait directement de la lame à la surface greffée. S'il arrive que les bords plus minces s'enroulent, que la lanière se plisse, il faut rectifier l'application du lambeau soit à

l'aide de pinces fines, soit en imprimant transversalement,
à l'aide d'une sonde cannelée, un mouvement de déplace-
ment doux de la greffe sur la surface : si l'on prend soin
de l'humecter par quelques gouttes de sérum artificiel,
on arrive ainsi, par un glissement sur place, à étaler les
bords enroulés, et à faire reprendre au lambeau sa pleine
largeur.

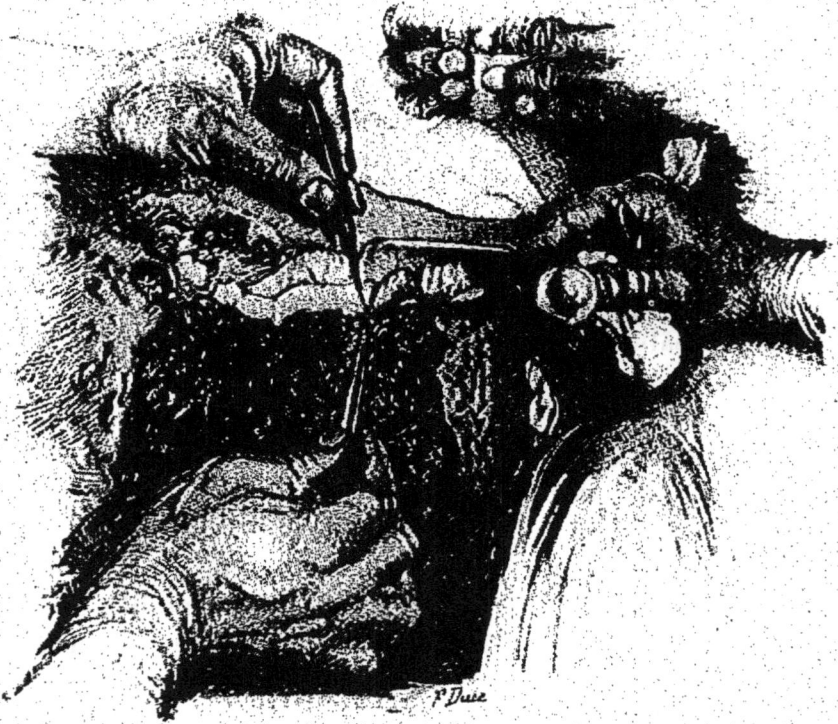

Planche 4

Placez ainsi côte à côte les bandelettes *(pl. 5)* ;
elles doivent déborder les marges de la plaie et être mu-
tuellement tangentes, — se recouvrir même par une mince
lisière — nous disait Thiersch ; cette imbrication exacte est
un point capital. Les lambeaux courts, (les rognures),

seront employés à combler les angles, à faire du remplis-
sage. A mesure que les bandelettes sont ainsi juxtapo-
sées, un aide les colle à la plaie sous la pression douce
d'une compresse de gaze mouillée d'une solution chlorurée sodique, mais soigneusement exprimée. La surface se
trouve ainsi recouverte de bandes imbriquées, d'un ton
violacé, tangentes par des lignes d'un blanc rosé *(pl.* 5).

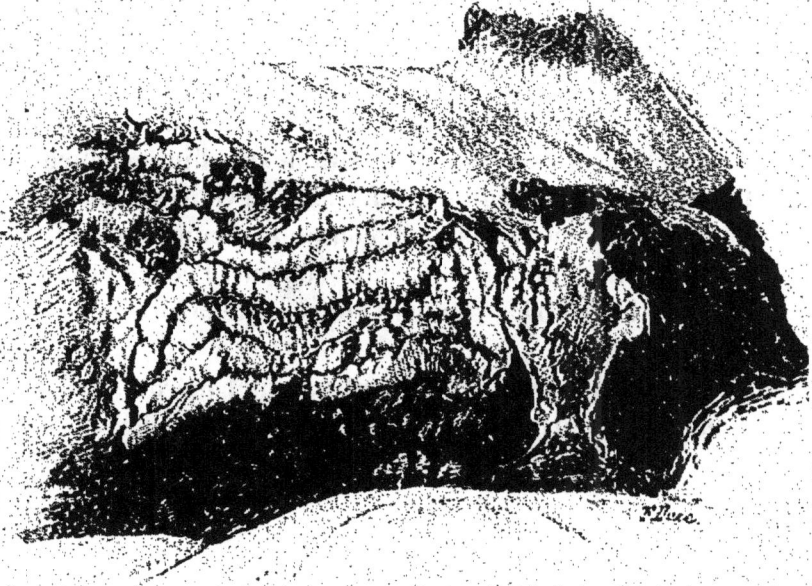

Planche 5

VI. *Pansement.* — Le pansement doit être aseptique ;
il faut craindre l'action kératolytique de la plupart des
agents désinfectants. Couvrez la surface greffée de petites
lames de protective, larges d'un à deux centimètres, régulièrement imbriquées ; par dessus, une série de bandelettes de gaze stérile mouillées de la solution physiologique
de chlorure de sodium, puis un manchon d'ouate. Le

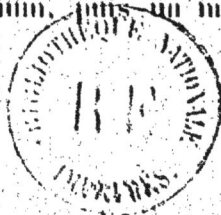

2

membre sera immobilisé dans une gouttière. La plaie superficielle, résultant de l'emprunt des transplants, sera pansée avec de la gaze iodoformée : elle gardera pendant quelque temps des « zébrures » ; puis ces traces cicatricielles s'effaceront.

VII. *Soins ultérieurs.* — Retardez — si l'asepsie est parfaite — le premier pansement jusqu'au huitième jour : la formation des néo-capillaires, traits d'union et moyens de nutrition ne se produisant que vers le quatrième jour, suivant les recherches de Djatschinsko, il convient de ne point s'exposer à rompre cette adhésion naissante. Thiersch a appelé notre attention sur l'importance de l'immobilité de la région greffée : si l'on veut de fermes épidermisations, nous disait-il, comptez sur un bon mois de repos ; aux membres inférieurs surtout, l'échec et la fragilité de la cicatrice viennent souvent de la précocité des mouvements.

Nous allons voir maintenant par quel mécanisme, par quelles transformations successives la greffe devient définitive.

CHAPITRE II

PROCESSUS HISTOLOGIQUE

Tous les détails de technique minutieuse et les garanties d'asepsie si rigoureuse qu'exigent l'emploi des greffes de Thiersch ne sont que la conséquence directe du processus histologique qui doit en assurer la vitalité. Avec la connaissance exacte des phénomènes intimes qui se passent soit dans le lambeau épidermique, soit du côté de la plaie à recouvrir, la technique s'est peu à peu modifiée pour arriver à donner les beaux résultats obtenus chaque jour.

Dès le début, on crut pouvoir assimiler tous les phénomènes intimes de la greffe à ceux de la cicatrisation normale dans une plaie se réunissant par première intention.

En réalité, il n'en est rien, comme le fait remarquer avec raison Garré. Tandis que, dans une plaie quelconque, les deux lèvres sont hémorragiques ; dans le cas d'une greffe de Thiersch, l'un des éléments est séparé du corps et par suite privé de toute circulation. Cela suffit à expliquer la fragilité des greffes qui, on le sait depuis les recherches de Goldmann, demandent plusieurs semaines et même plusieurs mois pour être complètement vascularisées et faire partie intégrante du terrain où elles ont été transportées.

L'étude de tous ces phénomènes histologiques a été faite, surtout en Allemagne avec Djatschinsko, Garré, Jugengel, Zentœfer, Karg, et plus récemment, par Goldman, qui, dans un long mémoire, a mis la question au point.

La description que ces auteurs ont donnée du processus qui règle et assure la vitalité du lambeau dermo-épidermique mériterait d'être citée tout au long. Nous allons en donner un résumé aussi court que possible, après avoir indiqué la méthode suivie par les auteurs de ces remarquables travaux.

A la suite de Garré, ils ont étudié l'évolution des tissus en présence, grâce à une série de coupes faites à des intervalles réguliers depuis cinq heures jusqu'à six mois et même deux années après l'opération. Les lambeaux cutanés empruntés aux régions greffées étaient mis à durcir soit dans le liquide de Flemming, dans l'alcool absolu, ou la liqueur de Müller; les auteurs reconnaissent qu'il vaut mieux être sobre de réactifs et de colorants, car, dit Garré : « Il n'y a aucune coloration qui permette de suivre les processus récents et difficiles » de la cicatrisation au début.

En étudiant plus loin les précautions qui favorisent la prise de la greffe, nous dirons que la technique opératoire suivie par Garré et Goldmann est, dans les grandes lignes, celle que nous avons étudiée plus haut.

Pendant les premières heures qui suivent l'intervention, les phénomènes qui se passent du côté de la greffe elle-même sont sans grande importance. Mais on peut facilement constater que, du côté du lit, les vaisseaux ont une tendance remarquable à se développer en surface, devenant ainsi la première ébauche d'une disposition retrouvée par tous les auteurs. Les parois vasculaires entrent en kariokynèse ; entre la greffe et le lit, s'étale une mince couche formée essentiellement d'un réticulum fibrineux englobant dans ses fines mailles des globules rouges, des corpuscules embryonnaires, des cellules migratrices, qui forment çà et là des amas considérables. Le lambeau dermo-épidermique est sans modifications histologiques ; celles-ci ne se montrent d'ailleurs que neuf à dix heures après la transplantation. Elles consistent essentiellement en une prolifération des cellules de la couche basale dans la profondeur, qui ne se fait, au début, qu'irrégulièrement.

Le réticulum fibrineux qui s'interpose entre la greffe et son lit se condense, et bientôt est envahi par un grand nombre de cellules migratrices, qui ne tardent pas à prédominer sur les éléments du sang extravasé et à s'interposer entre ceux-ci et la greffe : dès la neuvième heure, on peut les suivre arrivant et pénétrant dans les petits espaces de la face profonde du lambeau cutané. Le tissu du corps papillaire est aussi envahi dès la vingt-deuxième heure. A cette date, il n'existe pas d'anses vasculaires de néo-formation ; et on ne constate dans les assises cellulaires de la greffe que les quelques figures de « mitosen », dont nous avons déjà parlé.

A la fin du premier jour, l'envahissement leucocytaire s'est encore accentué. Il forme une infiltration diffuse suivant les traînées vasculaires ; et au milieu de ces amas embryonnaires, les éléments sanguins se font rares puis disparaissent.

Protégés par cette couche, les vaisseaux sanguins parallèles au lit de la greffe et dont les parois sont en entière prolifération augmentent de nombre, forment une véritable couche vasculaire qui donne d'ailleurs à la greffe sa coloration rosée spéciale, qui persistera longtemps, alors même que la vitalité du jeune lambeau est acquise depuis longtemps. Pendant que s'organise la trame vasculaire, d'où vont bientôt partir des anses verticales, les couches cornées de la greffe se désagrègent peu à peu et se mortifient. Les plus superficielles sont définitivement perdues manque de nutrition. Cette destruction est rapide. Elle ne se fait pas en lamelles comme sur la surface du corps, mais bien, comme l'a montré Goldmann, par véritables couches, véritables strates superposées, que réunissent parfois des amas cellulaires, formant entre elles de véritables colonnes.

Cette chute en masse amène même la formation de phlyctènes qui manquent rarement. La couche muqueuse de Malpighi, mal protégée, pour ainsi dire mise à nu, prolifère activement, et Goldmann insiste sur ce fait remarquable que la prolifération ne se localise pas à la seule couche de cellules basales, mais s'étend aux quelques assises cellulaires immédiatement sus-jacentes. C'est là un fait anormal et que les planches de l'auteur allemand mettent hors de doute ; il faut y voir un processus de défense organisé pour protéger le stratum malpighien si fragile.

Ces phénomènes destructifs de la couche cornée, qui traduisent une nutrition insuffisante des parties superficielles du lambeau, persistent longtemps, même après l'organisation et la vascularisation des papilles.

Ils traduisent histologiquement la faible nutrition et la fragilité de la greffe que démontre d'ailleurs l'expérience clinique. Goldmann les a vus persister deux et même six mois. A mesure que s'affirme la vitalité du lambeau cutané, on voit rétrocéder ces phénomènes de désagrégation superficielle ; il est rare de les retrouver après la date ci-dessus indiquée. Jugengel insiste longuement sur cette disparition, qui indique nettement l'orientation définitive de l'épiderme vers sa constitution normale. Nous devons d'ailleurs à Zander cette notion, classique aujourd'hui, que la kératinisation est liée à la nutrition des différentes parties de la peau et que, plus les papilles dermiques sont hautes et bien fournies, et plus les tissus se nourrissent bien et moins la desquamation est considérable.

Ces phénomènes sont, d'ailleurs, accessoires à côté de l'apparition des vaisseaux de néoformation. Elle a lieu dès le quatrième jour. Ils apparaissent comme des anses verticales qui s'élèvent du réseau sanguin parallèle au lit de la greffe. Ils se dirigent vers la face profonde de la couche papillaire, suivant les amas leucocytaires qui leur ont pour ainsi dire préparé la voie. Traversant l'exsudat, ils atteignent ainsi cette couche papillaire qui ne reste pas inactive. Sa face profonde est le siège d'une prolifération intense, on la voit formée de véritables amas cellulaires, qui lui donnent un aspect mamelonné. Ces masses nouvelles s'insinuent entre les vaisseaux et arrivent à traverser la couche interposée entre la face papillaire de la greffe et son lit.

L'exsudat est ainsi fragmenté et dissocié : « Déjà, dit Garré, il consiste principalement en fibrine avec des cellules à gros noyau ovale, et en cellules rondes mononucléées, toutes atteintes de dégénérescence graisseuse.

Il existe donc, du sixième au huitième jour, un double processus : l'un, d'organisation vasculaire; l'autre, de dégénérescence de l'exsudat. Du dixième au douzième jour, les choses se modifient. Garré, Goldmann, ont trouvé sur des coupes faites à cette date que le processus de régression de l'exsudat se ralentit. Il s'organise et cette modification est facile à reconnaître dans la plus grande partie, il renferme de nombreuses cellules embryonnaires, rondes, à gros noyaux, destinées à évoluer en cellules conjonctives.

L'abondance des vaisseaux est définitive et remarquable. Ils se ramifient dans le tissu papillaire, s'y anastomosent sans se terminer toutefois en paquets en torsade, comme dans la peau normale ; ils se terminent en pointe fine.

La résorption de l'exsudat est accomplie au quarante-cinquième jour. A cette date, nous l'avons déjà dit, la couche cornée est encore très mince et se reproduit hâtivement. L'organisation de la greffe, sa fusion au lit sous-jacent est accomplie. Les vaisseaux normaux, courent abondants à sa face profonde, et on voit, çà et là, des espaces tapissées d'endothélium, origine probable des vaisseaux blancs. Le réseau sanguin, à mailles parallèles au lit de la greffe, est en voie de disparition ; ses cellules sont granulo-vitreuses. Mais sa destruction lente n'est pas complète ; elle n'aboutit qu'à amener une asymétrie marquée dans un réseau presque géométrique dans le début.

Avec l'apparition des vaisseaux, la nutrition de la greffe est définitivement assurée. Mais il ne faut pas croire que tous les phénomènes histologiques sont désormais suspendus. Tout au contraire, à la période de greffe vraie, d'union intime des tissus, en succède une autre de perfectionnement. Elle a été surtout étudiée par Goldmann, qui s'est occupé de poursuivre l'étude de la formation des papilles vasculaires dermiques.

Au début, elles sont très basses, à sommet peu marqué ; plus tard, elles se surélèvent, et Goldmann insiste sur ce fait, que cette réorganisation plus parfaite coïncide avec le moment où la desquamation intense de la couche cornée se ralentit pour prendre son allure normale.

C'est entre quatre et six mois qu'on peut dire le processus régénératif terminé. A cette époque, dit Garré, nous avons trouvé la couche d'épithélium très développée, le corps papillaire bien formé et la place de l'adaptation avec le bas-fond cicatrisée et complètement effacée. Le corps papillaire montre peu de différences marquantes avec celui des régions voisines.

En résumé, le processus histologique de réparation peut, semble-t-il, être divisé en trois grandes périodes. Une exsudative, de début, pendant laquelle la greffe mal vascularisée, ne se nourrissant que par imbibition, se détruit dans ses couches les plus superficielles ; une seconde, qui est marquée par l'organisation du réseau vasculaire, atypique et la disparition de l'exsudat ; une troisième, enfin, de perfectionnement, où se régularisent les réseaux sanguins, papillaires et profonds, où l'épithélium de la greffe redevient analogue à celui des autres revêtements.

Toutes ces différentes étapes sont favorisées par un certain nombre de conditions qui ont un retentissement en clinique. Leur connaissance est due aux récents travaux sur la division cellulaire. C'est grâce à eux, par exemple, qu'on tend à rejeter de plus en plus les antiseptiques qui diminuent la vitalité des cellules organiques ou les tuent. Ils ont leur retentissement dans presque toutes les branches de la chirurgie. Obalensky, Taüffer, Müller, en ont fait profiter les interventions abdominales, à la suite de Kœnig et Koste.

Quelles en sont les applications dans l'emploi presque journalier des greffes ? Le lambeau dermo-épidermique est des plus délicats. On crut longtemps que le succès de sa transplantation dépendait d'une antisepsie des plus rigoureuses.

Cette opinion est exagérée, disons même dangereuse. Sous l'influence des antiseptiques toujours toxiques, il fallait craindre d'altérer la vitalité des cellules. Rien n'est

plus délicat que ce lambeau de faible épaisseur dépourvu
de vaisseaux. Il est donc d'indication capitale de le sous-
traire à tout contact nocif. Dès l'apparition de la méthode,
on dut plusieurs insuccès aux empoisonnements cellulaires; Garré les attribue aux solutions de sublimé
employées par lui-même : « Je ferai remarquer, dit-il,
que ma greffe ne réussissait pas, non parce que j'employais la méthode aseptique recommandée par Thiersch,
mais parce que j'employais la méthode antiseptique avec
une solution de sublimé au 1/1000 ». Il se passe du
côté de l'épithélium des phénomènes analogues à ceux
que l'on a si bien étudiés du côté du péritoine; seule, dit
notre maître, M. le professeur Forgue, la solution physiologique de chlorure de sodium est inoffensive à l'épithélium péritonéal, et Obalensky a d'ailleurs prouvé l'action
desquamante de tous les antiseptiques sur la séreuse.
L'expérimentation se joint donc à la clinique pour nous
apprendre que c'est le sérum physiologique qui permettra de conserver à la cellule dermique ses propriétés
vitales. Nous avons vu que, pendant les premières heures
de sa transplantation, elle traverse une vraie période critique qui se traduit par la chute de sa couche cornée.

Il faudra donc éviter tout ce qui peut accroître cette
dernière, comme aussi proscrire pendant les préparatifs
opératoires ou pendant l'intervention toutes les substances dites kératolytiques. La phase critique des premières
heures sera surtout à redouter chez les individus affaiblis
fournissant eux-mêmes leurs lambeaux. La nutrition des
tissus joue un grand rôle dans leur reproduction ; et, c'est
là la cause des échecs notés chez les malades, les débiles.
Aussi, faudra-t-il, quelquefois, demander à un individu
indemne de fournir le lambeau.

Nous avons déjà insisté, en étudiant la technique, sur

l'importance que joue l'asepsie du lit de la greffe. Que la plaie soit infectée ou non, l'étude du processus histologique nous apprend qu'une chance sérieuse de succès sera réalisée par une hémostase parfaite. Rien n'est plus nocif pour la vitalité du lambeau que le sang ou les petits caillots interposés entre son lit et lui. L'hémostase est peut être le plus sûr facteur de l'évolution aseptique, c'est-à-dire idéale, du foyer greffé.

On sait depuis Waterhouse qu'ici, comme dans une séreuse, les germes pathogènes ont besoin d'un milieu de culture. Le milieu leur est fourni par le sérum sanguin. Il faudra donc bien assécher par une spongiopressure attentive toute la zone cruentée. Les caillots, si petits soient-ils, véritables corps étrangers auront double raison pour être soigneusement enlevés, car ils ne tarderaient pas à être envahis par l'infiltration leucocytaire et on sait avec quelle facilité ils cultivent les germes pathogènes.

Il ne faudra pas oublier, également, qu'il existe encore d'autres facteurs importants qui entrent aussi en ligne de compte si on veut mener à bien le processus histologique de la greffe.

Nous avons vu que les vaisseaux n'apparaissent à sa face profonde que vers le quatrième jour; qu'au début, ils constituent des anses fragiles en voie de bourgeonnement. Aussi, faudra-t-il éviter au lambeau le moindre mouvement qui pourrait ainsi détruire ces points d'union et de nutrition. Ici encore, c'est l'étude du processus histologique qui guide le clinicien, qui saura mettre la région dans l'immobilité absolue et ne toucher au pansement que huit jours après l'intervention.

Goldmann, passant en revue les causes qui favorisent l'accolement des tissus en présence, étudie longuement d'autres conditions dont l'énoncé indique toute l'imporlance. Il s'agit de l'état des parties malades, de la vitalité des tissus qui les composent et de l'étendue de la plaie. Nous les avons déjà signalées au cours de notre travail. La réunion des greffes est difficile sur une plaie ancienne, avec induration des tissus, qui ont perdu pour ainsi dire leur propriété de cicatriser, et sur lesquels vit une flore microbienne des plus variées. Ce sont ces conditions défectueuses qui nous expliquent beaucoup d'insuccès : chez les vieux variqueux, les brûlés. Nous croyons n'avoir plus à revenir sur ces notions, il nous faut maintenant passer à l'étude des indications.

CHAPITRE III

INDICATIONS

Les greffes d'Ollier-Thiersch rendent des services importants. A l'étranger, surtout, leur emploi est courant et on tente bien souvent, à l'aide de quelques lambeaux épidermiques, de faire cicatriser rapidement une surface facilement cruentée. En France, le mouvement tend à se généraliser, mais la technique n'est pas encore entrée dans la pratique de tous les chirurgiens, qui n'en tirent pas tous les bienfaits que ces greffes peuvent donner. En réalité, les cas où elles peuvent être employées sont très nombreux. Il y a quelques années seulement, les ulcères variqueux et les surfaces bourgeonnantes consécutives à des brûlures étendues et infectées semblaient seuls justiciables de ce mode de réparation chirurgicale. A l'heure actuelle, les précautions rigoureuses d'asepsie et d'antisepsie permettent d'étendre dans des limites considérables le champ des indications de la greffe de Thiersch. On a d'abord songé à les appliquer pour remplacer l'autoplastie dans les plaies opératoires résultant de l'ablation de cicatrices vicieuses, douloureuses ou saillantes ; puis, encouragés par les résultats favorables obtenus dans ces essais, qui étaient autant de succès entre les mains des chirurgiens connaissant la technique de Tiersch, ceux-ci ont greffé des pertes de substance cutanée produites par des trau-

matismes par arrachement ou des plaies résultant de
l'ablation de tumeurs volumineuses empêchant la réunion.
Nous avons vu notre maître, M. le professeur Forgue,
enlever un sarcome des parties molles de la jambe en
dépassant largement le néoplasme et greffer la surface
ainsi dépourvue de revêtement cutané. Quinze jours après,
la cicatrisation était terminée, alors qu'il aurait fallu des
mois entiers pour obtenir la guérison par seconde intention.

Mais il ne s'agissait, dans tous ces cas, que de remplacer de la peau par de la peau. En 1897, *Nové-Josserand*
(de Lyon) eut l'idée d'employer les greffes dermo-épidermiques pour la cure opératoire d'une difformité congéni-
tale pour laquelle on a proposé d'innombrables procédés
de cure « radicale ». Il la réalisa, d'ailleurs, avec succès
et créa ainsi une méthode de traitement qui porte aujour-
d'hui son nom. L'année suivante, en août 1898, *Tuffier*
pratiqua la même opération, en modifiant légèrement la
technique, et obtint un résultat remarquable. Ainsi, la
reconstitution d'un conduit muqueux peut être obtenu
par des greffes dermo-épidermiques. On voit donc que
le champ des indications des greffes de Thiersch a pris,
en quelques années, une extension très grande qui permet d'espérer de nouveaux succès, même dans les plaies
des muqueuses.

Nous allons rapidement passer en revue les cas justiciables des greffes de Thiersch en les groupant sous deux
chefs :

A) *Réparation de plaies cutanées ;*

B) *Reconstitution de conduits muqueux.*

A) RÉPARATION DE PLAIES CUTANÉES

Les plaies cutanées dont on peut obtenir une cicatrisation spontanément impossible ou hâter une réparation lente et difficile sont très diverses : on doit les diviser en plaies fraîches et aseptiques, ou plaies anciennes et infectées.

1° *Plaies fraîches et aseptiques (traumatiques et opératoires).* — Ce sont les pertes de substance cutanée secondaires à un traumatisme ou à une intervention opératoire. Nous y insisterons particulièrement parce que, en France, tout au moins, elles ne semblent pas encore être considérées comme des indications de la greffe dermo-épidermique. Assez souvent, en effet, l'exérèse d'une portion de peau ne peut être suivie d'une réunion immédiate. Il s'ensuit une surface bourgeonnante, dont la cicatrisation lente favorise l'infection secondaire qui est presque inévitable en dehors de l'hôpital. Si on profite de l'anesthésie nécessitée par l'intervention pour greffer la surface cruente, on se met alors dans les conditions d'une opération terminée par la réunion immédiate des tissus.

Les *plaies opératoires* ainsi justiciables des greffes de Thiersch, seront alors celles qui succèdent à :

a) Une autoplastie par la méthode française, indienne ou italienne ;

b) L'ablation d'une cicatrice vicieuse, exubérante, douloureuse, adhérente ;

c) L'extirpation d'une tumeur volumineuse ayant nécessité l'ablation de la peau ;

d) L'exérèse d'une néoplasie maligne ayant envahi primitivement ou secondairement la peau.

a) C'est à la face, dans les réparations autoplastiques telles que rhinoplastie, cheiloplastie, génioplastie, blépharoplastie, que la greffe dermo-épidermique pourra rendre le plus de services. Le plus souvent, on laisse la plaie qui résulte de la dissection du lambeau se cicatriser par bourgeonnement. Mais, dans certains cas, lorsque le lambeau atteindra des dimensions trop étendues ou que, de par la région où on l'aura pris, on craindra une lenteur trop grande dans la cicatrisation, il sera avantageux de greffer la plaie cruente et aseptique. Du même coup, on obtiendra la guérison parallèle de la lésion d'origine et de la perte de substance chirurgicale.

b) On a souvent, à la face et au cou, à supprimer des cicatrices vicieuses, exubérantes, douloureuses, ou adhérentes. Le meilleur procédé consiste à supprimer, en totalité, le tissu nodulaire rétractile qui les constitue : ici encore, au lieu d'avoir recours à l'autoplastie qui crée une seconde perte de substance, on pourra tenter avec succès la greffe de Thiersch. Au lieu d'une peau résistante et inextensible comme du cuir, on aura une surface unie et blanchâtre au début, mais qui prendra bientôt les caractères de la peau normale, à peine différenciée de celle des régions voisines par une nuance plus claire.

c) Les tumeurs volumineuses qui nécessitent de par leur adhérence à la peau ou l'ulcération de celle-ci le sacrifice d'une large portion cutanée seront autant d'indications. Toutefois, on sait que, dans ces cas, l'autoplastie par glissement ou la greffe cutanée réussissent parfaitement. Le procédé de Legueu qui, dans les amputations larges de la mamelle, recouvre la plaie à l'aide d'une bande de peau prise sur le sein du côté opposé, repose sur ce principe. Mais il n'est pas toujours réalisable : chez les individus maigres, en particulier, il sera quelquefois difficile de prendre de la peau. Les greffes de Thiersch pourront y suppléer avantageusement.

Aux membres, il n'est pas nécessaire que la tumeur soit très volumineuse pour que la réunion soit impossible. Et, surtout chez les vieillards, il y aura intérêt à tenter la guérison immédiate. C'est ainsi que nous l'avons vu faire dans le cas cité de M. le professeur Forgue.

Une femme âgée portait à la partie supéro-interne du mollet un sarcome sous-cutané du volume d'une mandarine. M. le professeur Forgue fit l'ablation large et enleva le « plancher » aponévrotique qui constituait le fond de la plaie opératoire. Sur cette surface cruente et aseptique, ayant les dimensions de la paume de la main, qui aurait demandé plusieurs mois pour cicatriser complètement, M. Forgue fit immédiatement des greffes de Thiersch qui « prirent » parfaitement. En deux semaines, une surface cutanée nouvelle, écailleuse et blanche, recouvrait complètement la perte de substance opératoire.

d) Il nous reste à dire un mot de la dernière catégorie des plaies chirurgicales : celles qui résultent de l'ablation de tumeurs malignes développées primitivement ou secondairement sur la peau. L'épithélioma en est évidemment le type le plus fréquent. Les faits qui permettent d'affirmer que les greffes de Thiersch peuvent être employées dans ces cas avec avantage sont peu fréquents mais, dans quelque temps, il n'en sera pas ainsi. Lejars dans ses *Leçons de chirurgie*, en cite un exemple remarquable : chez une femme de 59 ans, qui portait un cancroïde de l'aile du nez, ayant les dimensions d'une pièce de deux francs, cet auteur, après en avoir fait l'ablation, greffa

3

trois lamelles dermo-épidermiques prises à la face antéro-externe du bras: « Dix jours plus tard, la guérison était complète. Les greffes tenaient bien; et, au bout de trois semaines, quand notre malade revint se faire photographier, la peau nouvelle de l'aile du nez, d'apparence et de coloration normales ne se distinguait plus de la peau environnante que par une très légère saillie ».

Les plaies traumatiques peuvent absolument être comparées aux plaies opératoires au point de vue des indications de la greffe de Thiersch. Après désinfection soignée, régularisation de la surface cruente, et lavage abondant à la solution physiologique de sel marin, on pourra avec avantage tenter de réparer de larges pertes de substance cutanée, comme il s'en produit quelquefois à la suite de pressions ou de chocs ayant porté obliquement et pris l'individu *en écharpe*. Et, non seulement la réussite de ces transplantations est à peu près certaine, mais le cuir chevelu lui-même peut être ainsi en grande partie remplacé. Il n'est pas rare, en effet, d'observer des individus, et en particulier des femmes, qui sont scalpés plus ou moins complètement à la suite d'accidents divers et surtout d'accidents industriels.

Lorsque le cuir chevelu a été entièrement séparé et qu'il est en trop mauvais état pour être réappliqué sur le péricrâne, on pensera aux greffes de Thiersch, qui formeront non plus un cuir recouvert de cheveux, mais un revêtement cutané souple, mettant à l'abri des infections secondaires, toujours dangereuses au voisinage des méninges, et sur lequel, par l'emploi d'une perruque, on pourra remédier à l'inconvénient esthétique. Une observation de Sick, citée par Lejars, en est un exemple fort curieux et fort encourageant :

« Une fillette de 10 ans avait eu sa chevelure saisie et

» entraînée par une aile de moulin à vent, et le cuir che-
» velu arraché tout entier. On prit d'abord des greffes sur
» la cuisse de deux jeunes gens de bonne volonté : elles
» se flétrirent et tombèrent au quatorzième jour ; on en
» prit d'autre sur la propre sœur de la blessée : encore
» une fois elles échouèrent et à la même date ; enfin, on
» se décida à les prélever sur la malade elle-même, et l'on
» put ainsi refaire un tégument au crâne. » La photogra-
phie, reproduite dans le mémoire de Sick, montre, en
effet, que le cuir chevelu est complet, intact, et qu'il ne
lui manque que les cheveux.

Il suffit de connaître cette observation pour comprendre que, dans un certain nombre de pertes de substance
traumatiques, la greffe pourra être employée avec avantage.

2° *Plaies anciennes et infectées.* — Celles-ci étaient,
jusqu'à ces derniers temps, le seul terrain sur lequel on
appliquait les greffes. Les *brûlures* anciennes qui demandent six mois et plus pour se cicatriser, les surfaces bourgeonnantes consécutives à des phlegmons ayant sphacélé
une grande région cutanée, doivent être greffées lorsque,
par des pansements aseptiques, la plaie est suffisamment
détergée. Nous avons vu récemment M. le professeur Forgue pratiquer des greffes de Thiersch à un malade qui
était depuis seize mois dans son service, pour de vastes
brûlures du troisième degré ayant pour siège la partie
gauche du thorax et le bras du même côté.

Mais ce sont les *ulcères variqueux* qui constituent l'indication banale et courante des greffes de Thiersch.

Nous n'y insisterons pas, la question étant jugée définitivement par les résultats inespérés obtenus dans les
ulcères variqueux circonférentiels, qui auraient nécessité

l'amputation s'ils n'avaient pas été traités par les greffes. Nous indiquerons seulement, pour être complet, que les ulcères syphilitiques, varico-syphilitiques, à la condition de saturer l'organisme par le traitement spécifique, tirent également des bénéfices de ce mode de réparation. Mais, de même que le lupus et les ulcères tuberculeux, comme le dit Lejars : « ils puisent dans leur nature même ou » dans les conditions circulatoires et trophiques qui les » entretiennent les éléments de leur récidive ». On conçoit en effet, qu'il soit difficile de guérir par des greffes épi-dermiques une surface cutanée détruite par la tubercu-lose ou la syphilis ; dans deux cas d'ulcères varico-syphi-litiques, Lejars vit deux récidives partielles, mais toutes deux vite guéries : « *dans les deux cas, l'ulcération nouvelle* » *avait respecté les lamelles greffées*, elle occupait leurs » interstices, leurs angles, ces petits points qui restent » souvent à découvert après la transplantation dermo-» épidermique, soit que les lamelles ne se recouvrent qu'en » partie, ou que leurs bords effrangés se flétrissent. » Il faudra donc prendre dans ces cas des précautions particu-lières et soigner la pose des greffes de façon à ce qu'elles se recouvrent exactement par leurs bords.

On voit donc que les greffes de Thiersch sont un moyen héroïque dans nombre de circonstances et qu'elles peuvent rendre des services très importants. Nous ne tenons à insister que sur ce point, encore peu connu en France, c'est que toutes les plaies fraîches, opératoires ou trauma-tiques, peuvent être greffées et se cicatriser par première intention, de même que les ulcères variqueux, parce que la récidive n'a plus de raison de se produire ; les plaies cruentes et aseptiques sont des indications à la greffe de Thiersch.

B). Reconstitution des conduits muqueux

On sait les nombreux procédés appliqués à la cure opératoire de certaines malformations congénitales comme l'hypospadias et l'épispadias. Toutes les méthodes d'autoplastie ont été essayées pour réaliser une « uréthroplastie » convenable. Or, rarement, le résultat était satisfaisant et ce n'était qu'au prix de nombreuses opérations complémentaires qu'on pouvait obtenir, non pas une cure opératoire parfaite, mais une amélioration.

Or, en 1897, Nové-Josserand, de Lyon, eut l'idée d'employer les greffes de Thiersch pour former un canal nouveau chez les hypospades. Chez un jeune homme de 21 ans, présentant un hypospadias péno-scrotal, après avoir libéré la verge et reconstitué, suivant le procédé de Duplay, la portion balanique du canal, M. Nové-Josserand pratiqua l'opération suivante :

« Une incision transversale fut faite aussitôt en avant du méat, dit Chouet, ouvrant le tissu cellulaire sous-cutané. Un instrument mousse, introduit par cette incision, décolle les tissus, et, en se dirigeant d'arrière en avant, crée un conduit sous-cutané jusqu'à la base du gland. Celui-ci fut perforé avec un gros trocart, mais cet orifice n'étant pas suffisant, on dut l'inciser sur sa face inférieure. *On prit alors sur la cuisse un lambeau dermo-épidermique taillé suivant la méthode d'Ollier-Thiersch,* on l'enroula sur une sonde n° 16, de telle sorte que sa face cruente était dirigée en dehors, sa surface cutanée reposant directement sur la sonde. Puis, on introduisit la sonde ainsi chargée dans le canal sous-cutané, et on la maintint fixée par un pansement.

» Le huitième jour, la sonde fut retirée, la greffe avait pris et on commença de suite à faire des cathétérismes quotidiens. Petit à petit, malgré eux, le canal se rétrécit dès les premiers jours, la sonde passait avec peine et détermina quelques hémorragies ; au bout d'environ trois semaines, ce canal admettait une sonde calibre n° 12 et la rétraction parut avoir cessé. Mais comme ce calibre n'était pas suffisant pour l'urèthre définitif, on décida de recommencer en faisant d'emblée un canal beaucoup plus grand ». M. Nové-Josserand curetta alors le revêtement interne du nouveau canal, le dilata avec le Tripier et y introduisit une sonde en gomme n° 22 chargée d'une greffe de Thiersch. Le tout fut laissé en place pendant 10 jours. La greffe prit parfaitement. Il ne restait plus qu'à aboucher les deux canaux, le nouveau, revêtu d'épiderme cutané, avec l'ancien. Deux interventions furent nécessaires, mais la seconde réussit et la guérison s'ensuivit en novembre 1897. M. Nové-Josserand revit son opéré en avril 1898. Ce succès s'était maintenu.

» L'urèthre nouveau se montrait tapissé d'un véritable revêtement cutané grisâtre, dont la souplesse et l'élasticité pendant la miction et l'érection, ne laissaient rien à désirer. Il était toujours perméable à une sonde n° 19 et le cathétérisme ne montrait aucune autre particularité qu'un léger ressaut au niveau du point où a été fait l'abouchement des deux urèthres ».

Au mois d'août 1898, M. Tuffier fit, avec un magnifique succès, la même opération, mais en une seule séance.

Nous donnons, à la fin de notre travail, cette remarquable observation, empruntée à la thèse toute récente de Chomel. Elle montre, avec l'observation « princeps » de Nové-Josserand, que les greffes dermo-épidermiques peuvent rendre des services inespérés. La possibilité de reconstituer une muqueuse uréthrale par la méthode de Thiersch permet de penser que l'épispadias et l'hypospadias, ces deux difformités qui exigeaient de si nombreuses interventions pour un résultat souvent médiocre seront enfin radicalement supprimées par ce procédé. Et ce fait, que l'on peut suppléer par de l'épiderme à un épithélium stratifié, permet d'espérer encore d'autres services de la méthode de Thiersch.

Nous donnons ici cette remarquable observation qui permet de comprendre la cure radicale de l'hypospadias par la greffe de Thiersch.

Observation de M. Tuffier

(In Thèse de Chouet. 1889, pages, 56 et 57).

Ep..., 21 ans, hypospadias péno-scrotal. Le pénis et le gland sont bien conformés, quoique d'un volume plus petit qu'à l'état normal. Une légère fossette existe sur le sommet du gland à l'endroit où devait se trouver le méat. L'urèthre s'ouvre dans l'angle péno-scrotal, il n'y a pas d'incurvation de la verge; les testicules sont bien constitués.

Opération le 8 août. — Anesthésie par l'éther. Asepsie de la région. La verge est tendue au moyen de deux petites pinces à griffes fixées de chaque côté du gland, un bistouri très long et très étroit, mesurant un centimètre de largeur, est enfoncé en plein milieu du gland, au centre de la fossette qui représente la trace du méat et parallèlement à l'axe longitudinal de la verge, se dirigeant vers l'orifice hypospadien. Je fais sortir sa pointe immédiatement au niveau du méat scrotal, je crée ainsi un long tunnel suivant à peu près la cloison des corps caverneux. Son orifice d'entrée est au milieu du gland, son orifice de sortie est à l'angle péno-scrotal dans l'orifice hypospadien. Son trajet est au-dessous de l'axe de la verge. Le bistouri retiré, l'écoulement sanguin est arrêté par simple pression du pénis dans les doigts d'un aide. Je taille à la face interne glabre du bras gauche un lambeau dermo-épidermique de 9 à 10 centimètres de long et de de 2 à 2 centimètres 1/2 de large ; ce lambeau est étalé sur une bougie n° 18, de telle sorte que son épiderme réponde à la surface de la bougie très légèrement et aseptiquement huilée en cette seule région où est étalé l'épiderme, sa surface cruentée étant en dehors. Je fais avec un fin catgut n° 0 un surjet pour réunir en manchon les deux bords du lambeau, puis je lie avec un catgut n° 0 les deux extrémités du manchon épidermique sur la sonde. J'ai ainsi une bougie n° 18 munie en son milieu d'un manchon épidermique complet de 8 centimètres de long, bien fixé sur cette sonde. Pendant ce temps l'hémorragie du tunnel pénien s'est arrêtée, mon aide abandonne la compression. J'introduis par l'orifice du tunnel, au niveau du gland, la bougie en question et elle sort au niveau de l'orifice scrotal ; lorsque tout le tunnel pénien est en rapport avec toute la longueur du manchon épidermique, je laisse les choses en place, je coupe la partie de la bougie qui dépasse, puis je délie l'extrémité antérieure du manchon dont je suture le bord circulaire au méat au niveau de la plaie du gland, c'est-à-dire au bord de la fossette qui représentait la trace du méat.

Pansement aseptique et légèrement compressif. Sonde à demeure placée par l'orifice hypospadien et pénétrant dans la vessie. A la fin de l'opération, le malade a donc une bougie munie d'un manchon épidermique dans le tunnel qui vient d'être fait, une sonde dans l'ancien canal, sonde et bougie sortant par le périnée au niveau de l'orifice hypospadien.

Le pansement est changé après 24 heures. Au troisième jour, la bougie est enlevée avec précaution. Pour cela, le fil qui tenait encore le manchon lié sur cette bougie du côté périnéal est coupé, la bougie est retirée par le méat facilement, puis un pansement aseptique et compressif est placé pendant trois nouveaux jours. La sonde à demeure est supprimée, le malade urine par l'orifice scrotal, le méat est bien net, il n'y a pas d'écoulement liquide par le canal et le malade urine toujours par le scrotum. La dilatation est poursuivie chaque jour jusqu'à ce que le n° 19 passe facilement, le cathétérisme n'est plus pratiqué qu'une seule fois par semaine et le canal laisse actuellement passer très facilement un n° 16.

La fermeture de l'ouverture hypospade nécessita deux interventions faites toutes deux par avivement et sutures, la première ayant échoué, et après la seconde intervention, il subsista une petite fistule à la place du point de suture, qui guérit facilement par avivement.

CONCLUSIONS

I. — Les greffes dermo-épidermiques suivant le procédé d'Ollier-Thiersch constituent à l'heure actuelle le meilleur procédé de greffes.

II. — Elles ne réussissent, à coup sûr, qu'à la condition de suivre la technique de Thiersch, dont les temps importants sont :

a) L'asepsie du champ opératoire ;

b) L'abrasion vigoureuse des bourgeons charnus dans les plaies anciennes ;

c) L'étalement correct des bandes épidermiques qui devront réunir toute la surface cruente en imbriquant leurs bords ;

d) Le pansement humide à la solution salée ;

e) L'immobilisation rigoureuse de la région ou du membre greffé.

III. — Leurs indications se résument actuellement dans la réparation de toutes les plaies fraîches, traumatiques et opératoires, et des plaies anciennes et infectées, telles que les brûlures, les ulcères variqueux et spécifiques, etc., etc.

IV. — La reconstitution de conduits muqueux peut être également tentée avec succès par les greffes de Thiersch. Le procédé de Nové-Josserand pour la cure radicale de l'hypospadias a donné des résultats remarquables entre les mains de son auteur, de Tuffier, de Berger.

INDEX BIBLIOGRAPHIQUE

1874 THIERSCH. — *Arch. f. kl. Chir.*, Bd. XVI.

1888 KARG. — *Studien über transplantierte Haut*. Archiv. für Anatomie und Physik.

1889 GARRÉ. — *Ueber die histologischen Vorgänge bei der Anheilung der Thierschen Transplantationen*. Beiträge zur kl. Chir., Bd. IV, p. 625.

1892 SICK. — *Einige Fälle von Hauttransplantation mittelst der Thierschen Methode bei ausgedehnten Hautverlusten*. Archiv. für klin. Chirurgie. Bd. XLIII, p. 387. Taf. X, fig. 5 et 6.

— JUGENGEL. — *Verhandlungen der physikalisch-medicinischen Gesellschaft zu Würzburg*. W. F., 25. Bd. 4.

1894 GOLDMANN. — *Ueber das Schicksal der, nach dem Verfahren von Thiersch, verpflanzten Hautstückchen*, Beiträge zur kl. Chirurgie. T. XI, p. 220, 252.

1895 LEJARS. — *Leçons de Chirurgie*.

1898 FORGUE et RECLUS. — *Thérapeutique chirurgicale*.

— *La Presse médicale*, 30 nov.

1899 CHOUET. — Thèse de Paris.

— FORGUE. — *La Semaine médicale* (juillet).

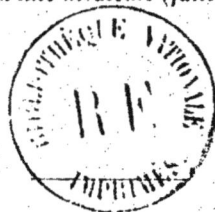

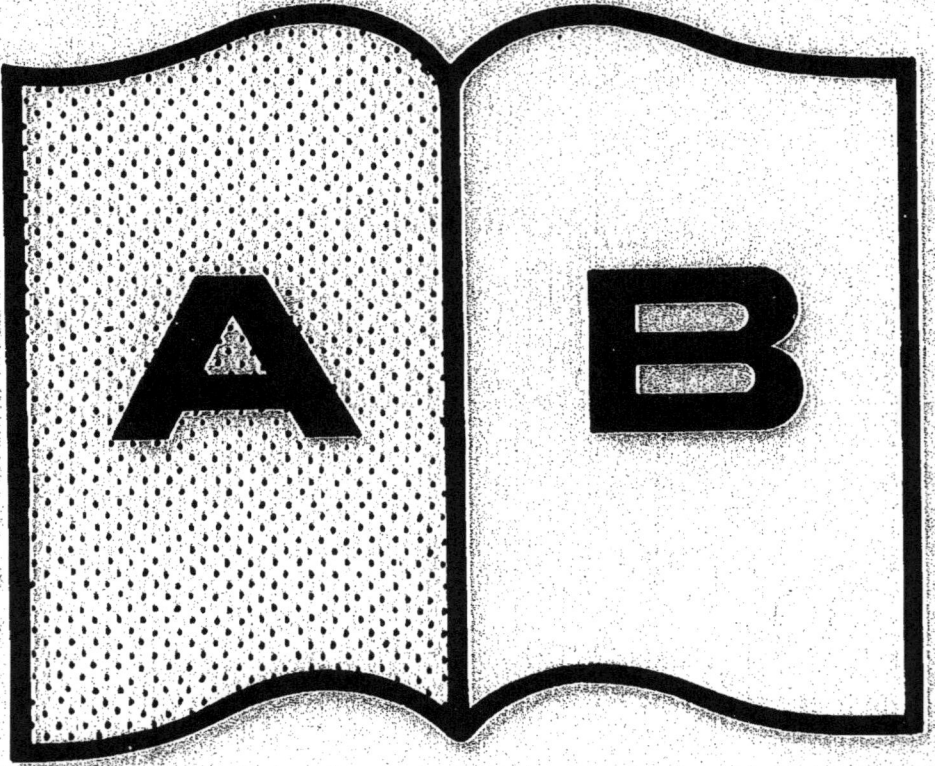

Contraste insuffisant

NF Z 43-120-14

www.ingramcontent.com/pod-product-compliance
Lightning Source LLC
Chambersburg PA
CBHW071410200326
41520CB00014B/3377